U0110755

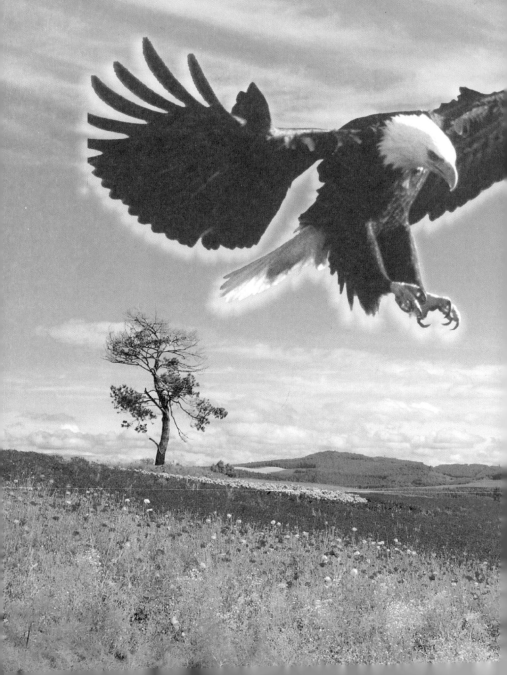

大展好書　好書大展

品嘗好書　冠群可期

健康加油站 17

圖解

常見疾病運動療法

李冬梅　曲景惠　編著

大展出版社有限公司

　　本書針對一些常見病，爲患者及
其家屬提供了多種簡便易行、防治結
合的運動療法，其中包括氣功、按
摩、醫療體操等運動處方，並輔以大
量圖解，方便讀者自學自練，爲患者
積極主動參與治療和恢復身體健康提
供了有效途逕。

　　只要患者遵循持之以恆、循序漸
進、針對個人、定期檢查的原則，身
體都會不同程度地得到改善和提高。

#

呼吸系統疾病

心血管系統疾病

婦科疾病

男性疾病

其他常見疾病

呼吸系統疾病

★ ★ ★ ★ ★ ★ ★ ★ ★ ★

感　冒

浴面拉耳

【方法】：

★　雙掌摩擦生熱後，緊貼前額髮際，自上而下擦至下頜部，如圖1；

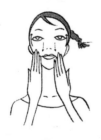

圖1

★　然後沿下頜分擦至雙耳，用食指和拇指夾住耳垂部，輕輕向外拉，約2～3次，如圖2；

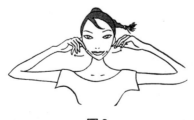

圖2

★★★★★★★★★★★

　　★ 再沿耳部向上擦至兩側顳部，回至前額部，如圖3，重複16次；

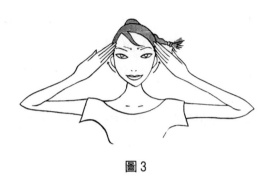

圖3

　　★ 最後雙手掌窩成環狀，掩蓋鼻孔，如圖4，呼吸10次。

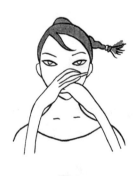

圖4

【療效】：

運動後，面部和耳垂會感發熱或發紅，有舒適感。
面部血液循環的改善，可加強鼻道的防禦功能。耳

★★★★★★★★★★

為經絡總匯，按摩、刺激此部位有助於改善和調節頭、面部器官的功能，從而起到預防感冒的效果。

【提示】：

此法在感冒多發季節經常使用，可達到較好預防感冒效果。

按揉三穴

【方法】：

★ 用手指腹分別用力按壓太淵（如圖5）、合谷（如圖6）、足三里（如圖7）三穴，有酸脹感時，再循順、逆時針方向各按揉十幾圈；

★ 然後用力在穴位上壓迫1分鐘左右，慢慢鬆開後重複，左右兩側穴位按揉方法相同，次數不限。

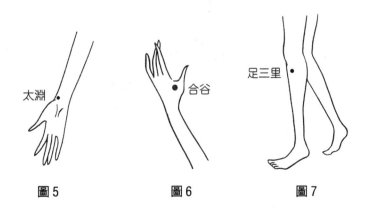

太淵　　　　　　　　合谷　　　　　足三里

圖5　　　　　　　圖6　　　　　　圖7

★★★★★★★★★★

【療效】：

有舒適酸脹感。以指來代替針刺的作用，從而達到增強體質、預防感冒的效果。

【提示】：

患者可根據本人病情酌情採用，隨時隨地做，但用力要適度。

擦鼻點穴

【方法】：

★ 擦鼻梁：用兩食指擦摩鼻梁兩側，如圖8，至有熱感為止；

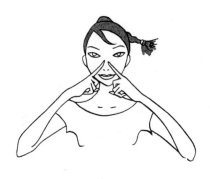

圖8

★★★★★★★★★★

★ 擦風池穴：用雙指擦摩兩側風池穴，如圖 9，每次擦摩 30～60 下為宜（風池穴位於頸部項肌兩旁的凹窩處）；

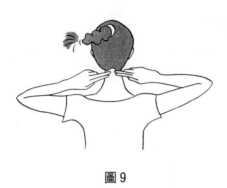

圖 9

★ 輕按迎香穴：用食指尖側面輕輕揉按迎香穴 1～3 分鐘，如圖 10（迎香穴位在鼻唇溝上段正對著鼻翼最突出的地方）。

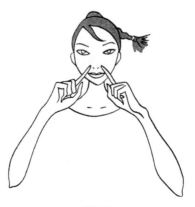

圖 10

★★★★★★★★★★

【療效】：

感冒鼻塞時，按摩眼內角的兩側鼻梁，利於通氣，在鼻翼旁的迎香穴做針灸或用指壓也能使鼻通氣。

【提示】：

不要用力過度。

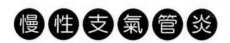

慢性支氣管炎

按摩支氣管足底反射區

【方法】：

★ 取坐位，將腳盤在體前，如圖 11；

★ 用拇指按摩肺和支氣管反射區，如圖 12；

★ 左手按摩右腳，右手按摩左腳；

★ 按摩 30～50 次為宜。

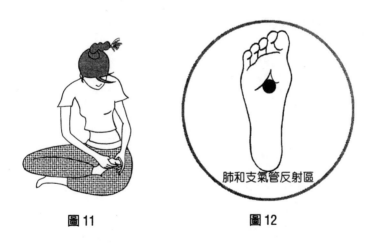

肺和支氣管反射區

圖 11　　　　　　　　　圖 12

【療效】：

舒經活血，以指來代替針刺呼吸系統反射區的作用，提高呼吸系統的防禦功能。

★★★★★★★★★★★

【提示】：

如出現腫脹或嗜睡等現象屬正常，不久會自行消失，不必緊張。

益 氣 功

【方法】：

★ 直立，氣呼至極盡，再自然吸氣，10～30 次，不覺頭昏為度，改自然呼吸 30 秒；

★ 雙臂交叉壓於胸前呼氣，如圖 13，然後上舉吸氣，改自然呼吸 30 秒；

★ 雙臂腹前交叉，如圖 14，向前屈時呼氣，向兩側分開時吸氣；

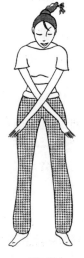

圖 13

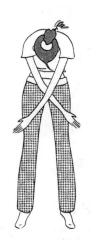

圖 14

　　★　壓胸時呼氣，如圖 15，還原時吸氣，10～30 次，改自然呼吸 30 秒；

　　★　雙手抱膝壓腹時呼氣，如圖 16，還原時吸氣，10～30 次。

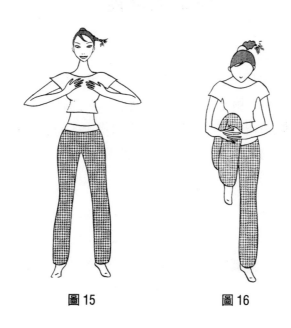

圖 15　　　　　　　圖 16

【療效】：

提高呼吸機能。

【提示】：

呼與吸不要顛倒。

★★★★★★★★★★★

#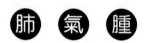

胸部按摩操

【方法】：

★ 採取引流姿勢（如圖 17）：患者取左側或右側臥位，墊高下胸部，使呈「拱橋狀」，同時在背部輕輕叩打，以使痰液自支氣管壁脫落而排出，每次引流 5～10 分鐘，每次引流後即盡量咳嗽排痰；

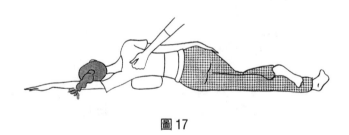

圖 17

★ 胸部拍打法：患者取坐位，用右手手指和手掌拍打左胸部，如圖 18，自胸側向下、向內、向上，最後至鎖骨下區，輕輕拍打 3～5 遍，然後換左手用同樣方法拍打右胸；

★ 胸部震顫法：患者取坐位，雙手置於胸廓兩側，距腹下約 3～4 公分，從上至下做極快速的震顫動作，如

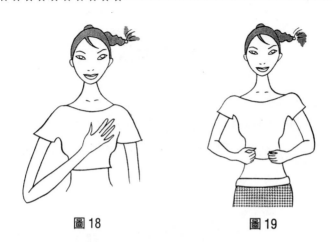

圖 18   圖 19

圖 19，操作時需稍用力，但動作仍屬輕巧。如能自我按摩，左手按摩右胸側，右手按摩左胸側，做 8～10 遍。

【療效】：

以上按摩手法具有放鬆胸部肌肉，加深呼吸，促進排痰的作用，患者每天可自我按摩 2～3 次。

【提示】：

胸部按摩的體療，如需體位引流，則先引流，後按摩。

胸部按摩可由患者自己做，體弱或症狀明顯的患者可由醫務人員或親屬給做。

呼吸肌訓練法

【方法】：

★ 將點燃的蠟燭放在口前 10 公分處；

★ 吸足氣後，用力吹，使蠟燭火焰閃爍不滅，如圖 20；

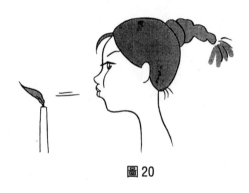

圖 20

★ 每次練習 3～5 分鐘後，休息幾分鐘，再練習幾次。

【療效】：

透過呼吸肌抗阻練習，改善、提高呼吸肌功能。

【提示】：

隨著進步，蠟燭距離要加大，直至 90 公分。

心血管系統疾病

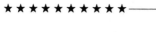

步行訓練

【方法】：

　　★ 出院恢復期第二天，就應該步行訓練，如圖 21；

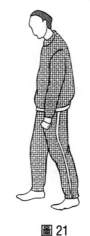

圖 21

　　★ 步行約 400 公尺，室內外均可；

　　★ 最初幾週，以平地練習為主，避免坡路，隨著體力增強，逐漸增加上坡練習。

【療效】：

恢復步行功能。

★★★★★★★★★★

【提示】：

步行應緩慢而有節奏，有不適應立即停止；天氣寒冷和炎熱都不適宜外出；應隨身攜帶硝酸甘油；運動前後，遵醫囑測定目標心率。

養 心 操

第一節　旋　臂

【方法】：

★ 雙腳開立，雙臂自然下垂，掌心相向，如圖22；

★ 吸氣，雙臂外旋向前伸，雙掌向上捧，緩緩提踵，如圖23；

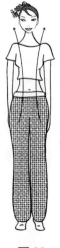

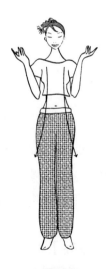

圖22　　　　　　　　圖23

　★ 呼氣，雙腳併攏，落踵，緩緩下蹲，雙臂內旋，雙掌下翻，輕握拳，掌心向下，拳眼相對，如圖 24；

　★ 吸氣，雙腿緩緩伸直提踵，雙臂外旋側平舉，如圖 25，手上托，目視左中指尖；

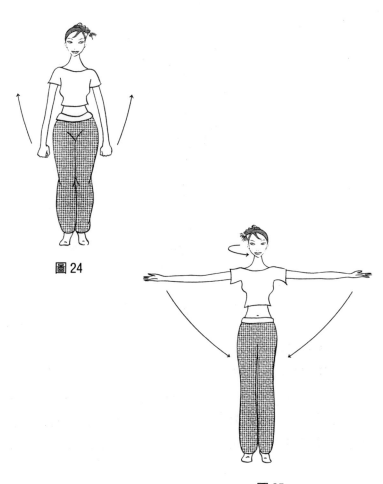

圖 24

圖 25

★ 呼氣，雙腳併攏，落踵，下蹲，雙臂內旋，雙掌下翻，輕握拳，如圖 26；

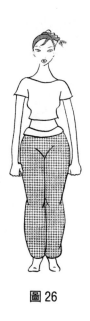

圖 26

第二節 托 掌

【方法】：

★ 雙腳開立，雙臂自然下垂，掌心相向，如圖 27；

★ 吸氣，雙臂外旋前平舉，掌心向外，重心向右後方移至右腿，右腿微屈，左腳向前一步，腳尖翹起成虛步，同時雙臂內旋屈肘，掌心向前，收於肩前，如圖 28；

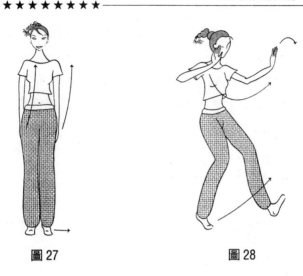

圖27　　　　　　　　　　　圖28

★　呼氣，重心左前移至左腿上，左腿微屈，右腿上提至膝，腳尖自然下垂，同時雙臂外旋，前伸，掌心向上，如圖29；

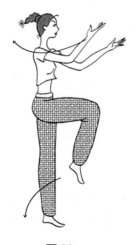

圖29

　　★ 吸氣，右腳向右後回收一步，右腿微屈，重心至右腳，左腳尖翹起成虛步，同時，雙臂向兩側前上方伸展，翻腕，掌心向上，目視左中指間，如圖 30；

　　★ 呼氣，重心前移成左弓步，同時雙臂內旋微屈肘，翻腕，向前下方按掌，雙手至左膝時握拳，拳眼相對，如圖 31；

　　★ 左右腿交替重複上述動作。

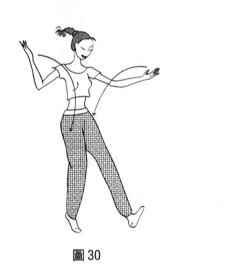

圖 30

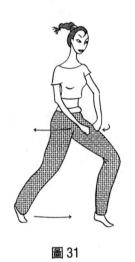

圖 31

第三節　勾　手

【方法】：

　　★ 雙腳開立，雙臂自然下垂，掌心相向，如圖 32；

　　★ 吸氣，左腳左移一步，雙臂內旋前平舉，掌心向外，如圖 33；

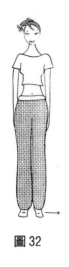

圖 32

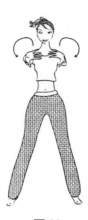

圖 33

　　★ 呼氣，下蹲成馬步，雙臂內旋屈肘，肘間相靠，手為勾手點肩窩部，如圖 34；

　　★ 吸氣，雙臂外旋，雙肘外展，雙手旋腕變掌從耳部上托，雙腿緩緩開立，如圖 35；

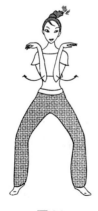

圖 34

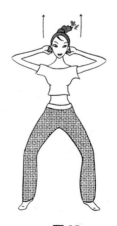

圖 35

★ 呼氣，左腳向右併攏，雙腿開立，雙臂由體側向外旋下垂，如圖 36，復原；

★ 右腳動作同上。

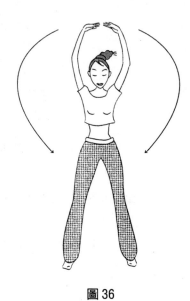

圖 36

第四節 搖 手

【方法】：

★ 雙腳開立，雙手鬆握拳於腰部，拳心向上，如圖 37；

★ 吸氣，左腳向左移一大步，雙腳開立，雙臂外旋側平舉，旋腕翻掌上托，目視左中指尖，如圖 38；

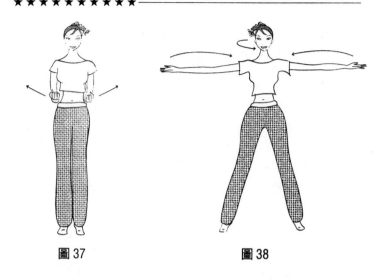

圖37　　　　　　　　圖38

　★ 呼氣，下蹲成馬步，雙臂內旋屈肘，雙掌托於肩前，如圖39，以腕為軸向前搖擺數次，屈指從腋下向背後行掌；

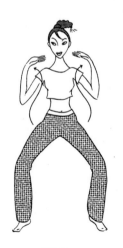

圖39

★ 吸氣,雙臂外旋向兩側畫弧前平舉,雙肘微屈,掌心向外,如圖 40,以腕為軸雙掌水平搖擺數次;

★ 呼氣,重心右移,雙肘內旋微屈肘,如圖 41,抱拳於腰部;

★ 右腳動作同上。

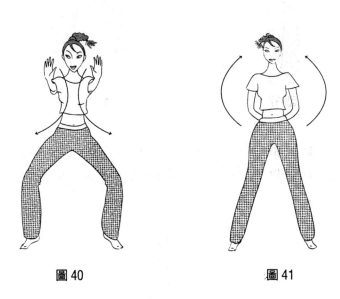

圖 40　　　　　　　圖 41

【療效】:

舒展筋骨、調養心肌。

【提示】:

不穩定性心絞痛、心率失常、心力衰竭病情穩定後再做。

高 血 壓

運 頭 面

【方法】：

★ 雙掌搓熱，乾洗臉，直至發熱，如圖 42；

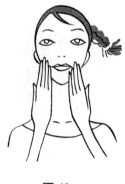

圖 42

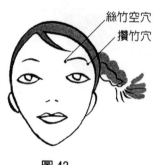

絲竹空穴
攢竹穴

圖 43

★ 四指併攏推摩雙眉（由攢竹穴經絲竹空穴，如圖 43，至髮際）和眼眶數 10 次，如圖 44；

★ 用拇指和食指擦鼻翼，如圖 45，數 10 次，掐鼻梁和人中，如圖 46，數 10 次；

★ 單掌或雙掌搓喉部數 10 次，如圖 47。

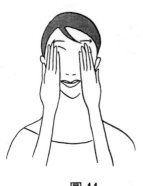

圖 44

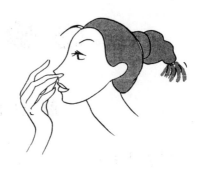

圖 45

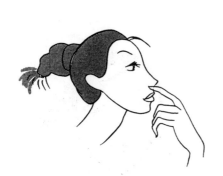

圖 46

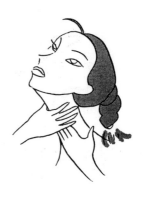

圖 47

【療效】：

感覺舒適為宜。

【提示】：

每日早、晚做。

水療降壓法

【方法】：

★　患者浸入浴盆內，水至齊胸，如圖 48，水溫保持在 35～36℃，這一溫度對皮膚較為合適。

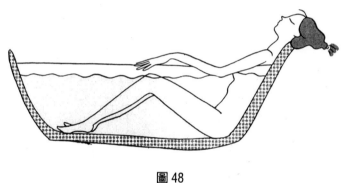

圖48

★　每升水中含 0.5～1 克松脂粉，松脂香使人有歡快感，能加強淡水浴的作用。也可在水中加入二氧化碳（濃度為 0.25 克升）。

【療效】：

水浴可以透過水循環經人體皮膚對大腦皮層產生刺激，因而減輕中樞神經系統的負擔。這種治療不但可以降低血壓，還能改善失眠症狀。

這種浴療主要是利用二氧化碳氣泡的機械作用和化學刺激，使皮膚血管擴張。同時二氧化碳的氣體還會經

皮膚和呼吸道進入人體內，影響血管收縮中樞和迷走神經，使血壓下降，心跳減慢。

【提示】：

浸泡時間因人而異，以舒適為度。

消化系統疾病

★ ★ ★ ★ ★ ★ ★ ★ ★ ★

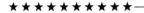
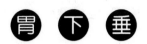

健 胃 操

第一節　呼吸運動（四個八拍）

【方法】：

★ 預備姿勢：直體仰臥；

★ 雙臂沿床側上舉至頭上方，如圖 49，吸氣；

★ 雙臂還原，呼氣。

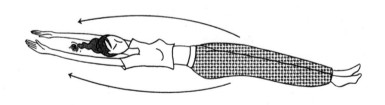

圖 49

【提示】：

腹式呼吸，呼吸要勻緩。

★★★★★★★★★★★

第二節　抱單膝運動（兩個八拍）

【方法】：

★ 預備姿勢：直體仰臥，雙臂沿床斜上舉於頭兩側；

★ 左膝屈曲，盡量貼近腹部，同時雙手抱住膝蓋，壓向腹壁，如圖50；

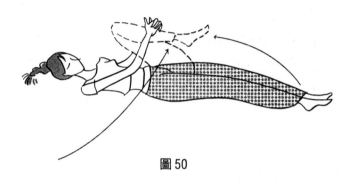

圖50

★ 還原成預備姿勢；

★ 換右膝做。

第三節　屈膝運動（四個八拍）

【方法】：

★ 預備姿勢：直體仰臥，雙臂置於身體兩側；

★ 雙腿直膝舉起約30°～40°，如圖51；

★ 屈雙膝盡量貼前腹部；

★ 雙腿直膝再舉起約30°～40°；

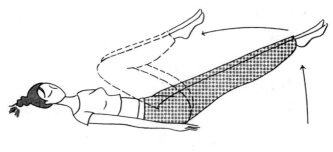

圖 51

★ 還原成預備姿勢。

【提示】：

雙腿上舉不宜過高，舉到 30°～40° 即可。

第四節 仰臥起坐運動（兩個八拍）

【方法】：

★ 預備姿勢：直體仰臥，雙臂沿床上舉於頭上方；

★ 收腹，上體前屈，用雙手伸向腳尖，頭盡量前伸，如圖 52；

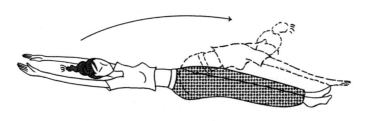

圖 52

★ 還原成預備姿勢；

★ 重複。

【提示】：

若腹肌力量不強，可在腳背上壓一重物，幫助起坐。

第五節　蹬車運動（三組，1分鐘／組）

【方法】：

★ 預備姿勢：仰臥，雙腿屈膝舉起；

★ 雙膝前後分開，分別向空中做蹬自行車的動作，如圖 53。

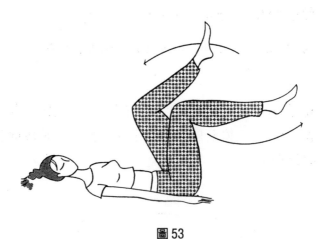

圖 53

【提示】：

蹬腿的方向為斜前方 45°。

★★★★★★★★★★

第六節　肩頸倒立運動（３～４次）

【方法】：

★ 預備姿勢：直體仰臥；

★ 雙腿伸直舉起，同時屈肘，用雙手托住腰部，成肩頸倒立，雙腿保持伸直姿勢，如圖 54；

★ 還原成預備姿勢，休息半分鐘，再做下一次。

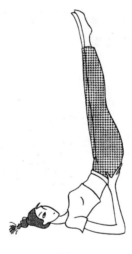

圖 54

第七節　肘掌屈腿運動（兩個八拍）

【方法】：

★ 預備姿勢；用雙肘雙膝支撐，跪於床上，如圖 55；

★★★★★★★★★★

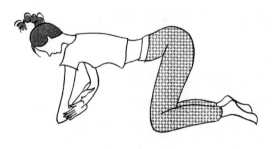

圖 55

★ 雙膝屈曲，盡量貼近腹部，如圖 56；
★ 還原成預備姿勢。

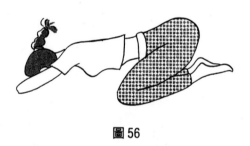

圖 56

第八節　舉腿運動（兩個八拍）

【方法】：

★ 右腿向後舉起，如圖 57；
★ 還原成預備姿勢；
★ 換左腿重複。

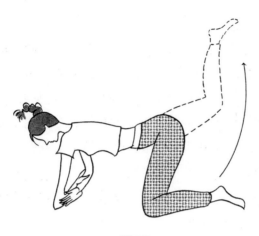

圖 57

第九節 雙腿並舉運動（兩個八拍）

【方法】：

★ 預備姿勢：直體仰臥，雙臂置於身體兩側；

★ 上體稍後傾，雙腿伸直慢慢舉起約 60°～70°，如圖 58；

★ 還原。

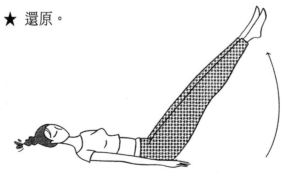

圖 58

★★★★★★★★★★

【提示】：

★　患者有活動性胃潰瘍、十二指腸潰瘍腸、結核以及肺結核活動性、出血性疾病、月經期或有發熱、劇烈腹痛等病症時，不宜進行胃下垂操，以免發生意外；

★　要堅持科學鍛鍊，既不能操之過急，也不能練練停停。一般要每天早晨起床和晚上睡眠前各堅持一次，條件許可的在上下午可適當增加一次；注意在飯前半小時和飯後兩小時空腹時進行；運動量要堅持循序漸進，量力而行，適可而止；

★　開始鍛鍊時，有些病人可出現腹肌疼痛，這是由於平時缺乏鍛鍊所致，只要堅持下去，即可逐漸適應；

★　飲食要有規律，適當增加營養，吃容易消化的食物。

便 秘

便秘防治操

【方法】：

★ 屈腿運動：仰臥位，雙腿同時屈膝提起，使大腿貼腹，然後還原，如圖 59，重複十幾次；

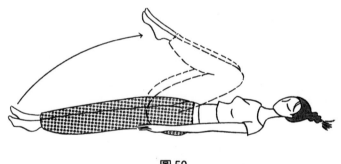

圖 59

★ 舉腿運動：仰臥位，雙腿同時舉起，膝關節保持伸直，然後緩慢放下，如圖 60，重複十幾次；

★ 踏車運動：仰臥位，輪流屈伸雙腿，模仿踏自行車的運動，如圖 61，動作較快而靈活，屈伸範圍盡量大，歷時 20～30 秒鐘；

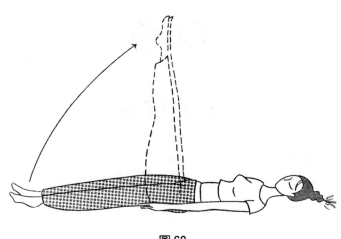

圖 60

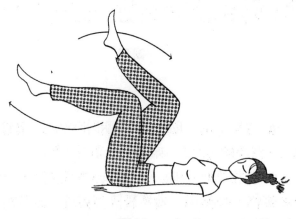

圖 61

★★★★★★★★★★

★ 仰臥起坐：從仰臥位坐起，姿勢可以不限。坐起後體前屈至兩手摸足尖，如圖 62，做 7～8 次。

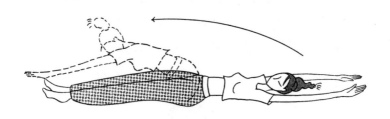

圖 62

【療效】：

促進腸胃運動。

【提示】：

此外，還可以進行冷水浴。冷水淋浴對刺激腸管運動最佳。對於一些痙攣性的便秘，像大腸各部有時出現絞痛或鼓脹，排出的糞便呈羊糞狀球形等特點，則應選用無刺激性食物，酸、辣等食物不宜用。

無論何種便秘，都宜多吃糖類，尤其蜂蜜，多喝開水，但不宜飲用熱茶。

內 養 功

【方法】：

　★ 取坐位或盤坐位，做深長腹式呼吸，用逆呼吸法，如圖 63，吸氣時意守腹部，收縮肛門；

　★ 呼氣時要求自然鼓起，呼吸要勻長。

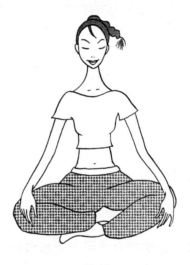

圖 63

【療效】：

提高腹肌、提肛肌肌力，增強胃腸道蠕動。

【提示】：

勉強追求呼吸深長易導致缺氧頭暈。

運動器官疾病

★★★★★★★★★★

頸椎病

頸椎操

第一節　調整呼吸

【方法】：

★ 預備姿勢：兩腳開立同肩寬，兩手叉腰，眼平視，如圖 64；

★ 頸肩部肌肉放鬆；

★ 自然呼吸，逐漸深長。

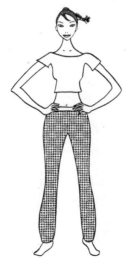

圖 64

第二節　前俯後仰

【方法】：

★ 預備姿勢：同第一節；

★ 先吸氣，後呼氣，同時頭部緩慢地向左轉動，眼視左後方；

★ 吸氣，頭部還原至正常位；

★ 呼氣，頭部緩慢地向右轉動，眼視右後方，如圖65；

★ 吸氣，頭部還原至正常位。

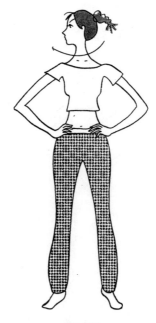

圖65

第三節　左右側屈

【方法】：

★ 預備姿勢：同第一節；

★ 先吸氣，後呼氣，同時頭部緩緩向左側屈，左耳盡量觸左肩，如圖66；

★ 吸氣，頭部還原至正常位；

★ 呼氣，頭部緩緩向右側屈，右耳觸右肩；

★ 吸氣，頭部還原至正常位。

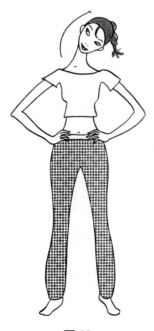

圖66

第四節 回頭望月

【方法】：

★ 預備姿勢：同第一節；

★ 先吸氣，後呼氣，同時頭部緩緩向左後上方轉動，眼視左後上方；

★ 吸氣，頭部還原至正常位；

★ 呼氣，頭部緩緩向右後上方轉動，眼看右後上方，如圖 67；

★ 吸氣，頭部還原至正常位。

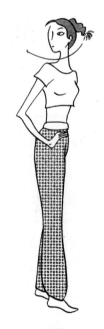

圖 67

第五節　頸部繞環

【方法】：

★ 預備姿勢：同第一節；

★ 低頭，頭部先從左向右緩旋轉兩周，如圖68，然後再從右向左旋轉兩周；

★ 抬頭時吸氣，低頭時呼氣。

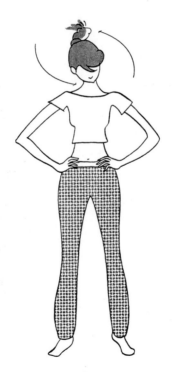

圖68

★★★★★★★★★★★

第六節　拔伸牽引

【方法】：

　　★ 預備姿勢：兩腳開立同肩寬，兩手交叉放在腦後，如圖 69；

　　★ 頭後仰，兩手用力向上牽引，如圖 70，緩慢呼吸，持續 5 分鐘。

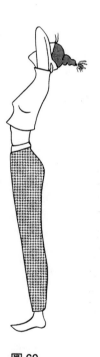

圖 69

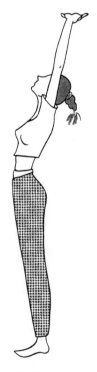

圖 70

第七節　頸部按摩

【方法】：

　★ 預備姿勢：兩腳開立同肩寬，一手叉腰，頭稍後仰，頸部肌肉放鬆；

　★ 另一手四指放在頸部按摩肌肉，如圖 71，先從下向上；

　★ 再從上向下，反覆 10 次，兩手交替進行。

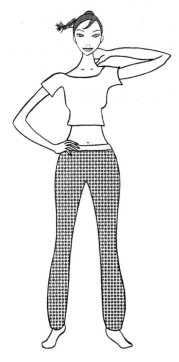

圖 71

★ ★ ★ ★ ★ ★ ★ ★ ★ ★

【療效】：

此操改善頸部血液供應，緩解肌肉韌帶的過度緊張。對頸椎病患者來說，這套操可作輔助治療手段，經常練習能緩解症狀。提高綜合治療效果，鞏固療效，防止復發。

【提示】：

長期伏案工作的人每天做幾遍，可改善頸部血液供應，緩解肌肉韌帶的過度緊張，增加頸部各個方向的活動範圍，避免頸椎某一部分受力過大，在一定程度上能預防頸椎骨刺的形成，避免或推遲頸椎病的發生。

做操時動作要緩慢，切忌快速運轉，可以借由緩慢呼吸來控制速度，呼氣時做動作，吸氣時還原。除最後兩節外，每個動作至少做兩個八拍。全操做一遍約 5 分鐘。

腰 痛

墊 字 功

【方法】：

★ 雙手掌背（或握實拳）墊於兩側腰窩，如圖
72，並做深呼吸 3～5 次；

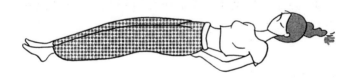

圖 72

★ 墊於骶骨兩側，如圖 73，同時做深呼吸 3～5
次；

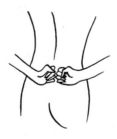

圖 73

★★★★★★★★★★★

★ 再墊於尾椎處，如圖 74，做深呼吸 3～5 次；

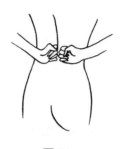

圖74

★ 最後，用雙手背墊於下位胸椎和上位腰椎兩側，即督脈膀胱經各穴位，做深呼吸 3～5 次。

【療效】：

透過墊的動作，對督脈膀胱經各穴位進行刺激，改善和調節內臟器官的功能。

【提示】：

頭用小枕，為大墊；小墊用拳。

八 段 錦

【方法】：

★ 雙手搓熱後，緊按腰眼，用力向下搓到尾閭部位，如圖 75；

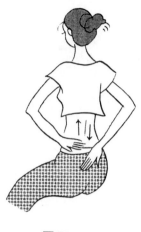

圖 75

★ 再搓回到兩臂後屈盡處；
★ 共用力搓 30 次。

【療效】：

　　腰眼位於帶脈之中，也是腎臟所在，最喜暖惡寒，疏通此處可防腰痛。

【提示】：

　　久練到老，腰直不彎。

★★★★★★★★★★

神經系統疾病

★ ★ ★ ★ ★ ★ ★ ★ ★ ★

★ ★ ★ ★ ★ ★ ★ ★ ★ ★

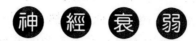

站　椿

【方法】：

　　★ 為保持身體輕鬆，呼吸舒暢，應解除身上一切緊縮處（如鬆解領扣和褲帶，不帶手表等），要求室內空氣新鮮，室溫適宜，做功前應先靜坐 10 分鐘；

　　★ 預備式採取站立姿勢，兩足左右分開與肩同寬，兩手叉腰，手心朝外，如圖 76，靜靜地呼吸，約 3 分鐘後開始練功；

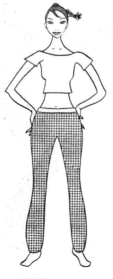

圖76

★★★★★★★★★★

★ 練功式：身體姿勢仍取預備式的站式，惟兩手抬
起與肩平，或高不過肩，低不過臍，兩肩半圓成抱物
狀，手心向內，距胸 1 尺左右，兩膝向前微屈，臀微向
下坐，以不增加心跳、舒適自然為度，如圖 77；不閉
氣，不用力，全身舒適得力為宜，擺好姿勢，關節肌肉
均要放鬆，保持不動，兩眼微閉，目若不視，耳若不
聞，以微閉之目，凝視正前方某處，排除雜念，專一練
功，嘴不緊閉，以鼻進行腹式呼吸或自由呼吸，要自
然、靜穩、勻細。

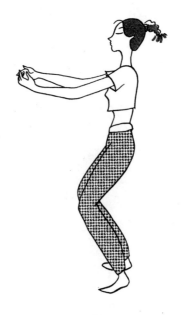

圖 77

★★★★★★★★★★

【療效】：

調節和改善神經功能。

【提示】：

開始每次 5 分鐘，逐漸酌情增加到 35 分鐘。每日 3 次，以 7 週為一療程。

冷水浴

【方法】：

★ 在早晨起床後進行。早期先用溫水擦身，經過一段時間鍛鍊，習慣以後改用冷水擦身，最後用冷水沖洗或淋浴，如圖 78。

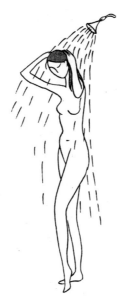

圖 78

【療效】：

冷水的刺激有助於強壯神經系統，增強體質。

【提示】：

每次 30 秒鐘到 1 分鐘；從夏天起可參加游泳，如能堅持到秋冬，效果更大。

穴位按摩

【方法】：

★ 如果有頭痛，可以擦顏面、摩太陽穴，如圖 79；

★ 如果有失眠、心悸等症狀，可用「擦湧泉」手法，如圖 80。

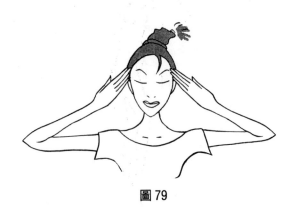

圖 79

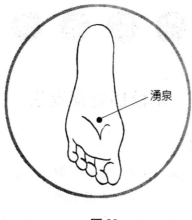

圖 80

【療效】：

簡便易行，見效較快。

【提示】：

隨時按摩可收到良效。

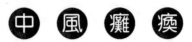

本體感覺促進法

【方法】：

★ 肩部運動：患者仰臥位，醫務人員或家屬將癱瘓上肢被動外展、外旋，斜上舉至頭上外方，肘伸直，前臂旋後，手心向上，然後命令「做」或「拿回來」，令患者主動將上肢擺動回軀幹斜下方，即肩內收、內旋，肘稍屈，前臂旋前，斜放於胸腹上，掌心向下，如圖81；

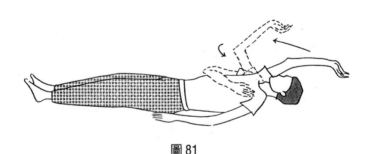

圖 81

★ 髖膝運動：患者仰臥位，醫務人員或家屬將癱瘓下肢被動屈曲髖膝，股內收並稍內旋，然後命令「蹬」，令病人立即將下肢用力向軀幹外下方伸直蹬出去，即伸髖膝、外展和稍外旋大腿，如圖82；

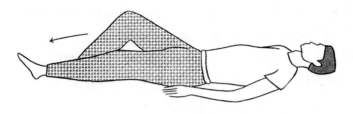

圖82

　　★ 腕掌運動：患者坐位，肘盡量屈曲，並支撐於桌面上，前臂旋後，手握拳，患腕自然下垂（腕掌屈），醫務人員或家屬用一隻手握住病人的前臂背面，然後叫口令「伸」，令病人立即用力伸肘，而醫務人員則施加阻力不讓伸肘，這時可見患腕出現伸腕動作（腕背屈），如圖83，此動作既利用較強伸肌以幫助癱瘓伸肌，又利用近端關節活動以幫助遠端關節活動，利用運動時施加阻力等因素，主要用於橈神經麻痺垂腕病人。

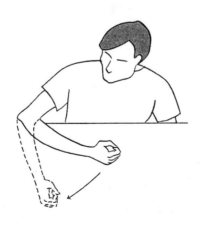

圖83

★★★★★★★★★★

★　下肢運動：患者仰臥位。醫務人員或家屬以兩手分別用力壓住病人患側大腿及小腿前面，然後命令「屈」，令病人立即用力屈曲下肢各關節。在髖膝克服抗力稍屈時，可見踝關節出現背屈動作，如圖84。

此動作既利用較強屈肌以幫助較弱屈肌，又利用近端關節活動以幫助遠端關節活動，利用在運動時施加阻力等因素，主要用於垂足病人的訓練，以促進踝背屈動作的恢復。

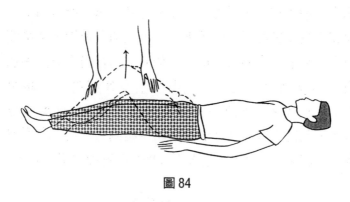

圖84

【療效】：

充分活動各關節，避免關節僵直；牽伸肌肉，預防攣縮畸形；結合意識運動，促進主動動作出現。

【提示】：

對癱瘓肢體進行被動運動時要對各關節做各方向的被動運動，先大關節，後小關節。被動運動的範圍由小到大，逐漸達到關節活動的最大範圍，偏癱病人進行被

動運動時，應特別注意肩關節的外展、外旋和上舉過頭等動作。對中樞性和周圍性神經病損所致的癱瘓，如有垂足傾向者，要特別注意牽伸足腿（注意操作時膝要伸直，使踝關節盡量被動背屈）。

在進行被動運動時，可要求患者同時進行意識運動，即假想運動，要患者努力用意指揮肌肉動作，醫務人員或家屬則幫助完成動作。這可使神經衝動不斷產生和傳遞。以爭取最後能重新支配主動動作。進行意識運動時要對患者多加鼓勵，要耐心反覆進行才會有效。

在偏癱病人進行被動運動時，還可令患者同時進行健側肢體的相應動作（例如雙手同時握拳），即進行交叉訓練，神經衝動擴散，由訓練對稱肌群，達到改善癱瘓肌群力量的目的。

抗阻練習

【方法】：

★ 當患者可以完成本體感覺練習法以後，採用逐漸增加的阻力進行操練；

★ 在肌肉力量有了增加時，負荷也隨之增加；

★ 一般在操練時大致測定病人受訓肌肉或肌群連做10次動作的最大負擔量，然後每次操練時按該量的全量的 3/4 和 1/2（亦可按相反次序）各做 10 次動作，每組動作間休息約 2 分鐘；

★ 每天操練一次，並隨病情好轉而增加負荷重量，

★ ★ ★ ★ ★ ★ ★ ★ ★ ★

但不增加操練次數。這樣操練可以使力量不斷增加，肢體圍度也會較快增大。反之，如操練負荷小而重複次數多，則不能達到力量訓練的目的，而主要發展了耐久力素質。

　　例如，訓練癱瘓後恢復中的股四頭肌可採用坐位（坐桌上或高凳上），於大腿或踝關節處縛沙袋或啞鈴，如圖 85。按例如 4 公斤、3 公斤、2 公斤的重量進行伸膝操練，以後逐漸增加為 8 公斤、6 公斤、4 公斤甚至更大的重量。

　　【提示】：

　　當癱瘓肢體恢復主動運動時，多採用此法以發展肌肉力量。

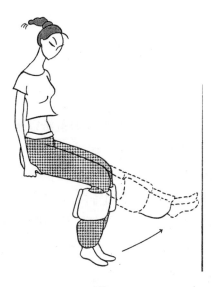

圖 85

★ ★ ★ ★ ★ ★ ★ ★ ★ ★ ★

站立訓練

【方法】：

★　在站立訓練初期，常採用斜板站立法，如圖86，斜板可掛在肋木上，斜板與地面角度可從 50°～60° 或更小角度開始，隨病情好轉而增大，逐漸增至接近垂直位；

★　每次站立時間從數分鐘開始，逐漸延長至 1 小時；

★　訓練時將病人扶到斜板的踏板上，背靠斜板站立好，雙足要稍分開，全足掌著地。

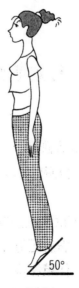

圖86

★★★★★★★★★★

【療效】：

透過這樣的訓練，病人能較順利地適應從臥位休養轉到站立體位的要求。

【提示】：

開始訓練時，可能需要在膝前墊枕或棉墊，然後用寬帶固定於斜板上，以保持兩膝伸直。此法常用於偏癱和截癱患者。在不會影響病情的前提下，可以儘早開始應用。

這樣做可使患者支撐力量的耐久力逐步得到改善，而且可以使下肢長骨不致脫鈣，並可預防長期臥床可能發生的泌尿系結石感染。隨著病情好轉，可改為手握木站立，扶椅或扶床站立，用雙拐或扶手杖站立，徒手站立等等，逐漸提高要求。

行走訓練

【方法】：

★ 在下肢癱瘓病人訓練行走過程中，往往需要經過應用拐或杖的階段（暫時的或永久的），如圖87，必要時還要帶上支架；

★ 在用拐行走前應著重訓練屈指肌（握拐）、肱三頭肌（撐起及保持身體於正直姿勢）、腹肌背肌（維持正確姿勢）、臀肌（伸髖移步）、股四頭肌（防止膝屈曲）。經過必要的肌肉訓練和平衡練習做好準備後，應

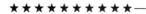

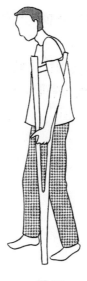

圖 87

根據患者病情特點選擇適應的步法；

★ 初用拐杖時，如下肢力量較差，軀幹可稍傾。

★ 行走時要記住步幅相等、速度相等、姿勢正直等要點。

【療效】：

循序漸進恢復功能。

【提示】：

訓練時要注意安全，由醫務人員或家屬酌情給患者以必要的保護。

除了用拐杖訓練行走外，條件許可時還可應用學步

車、訓練行走用的專門雙槓、雙側有扶手的訓練用的小樓梯等專門器械。

當下肢主動運動逐漸恢復時，應結合進行漸進抗阻練習，使力量更快發展，爭取早日過渡到徒手正常行走。

三線放鬆功

【方法】：

★ 靜息片刻上床，臥位，放鬆身體，如圖 88；

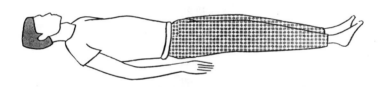

圖 88

★ 自然呼吸（鼻吸鼻呼），基本上按平日呼吸的節律和深度，只要求呼吸得細（呼吸出入聽不到聲音）、勻（快慢深淺都調整得均勻）、穩（不局促，不結滯）；

★ 聽氣時默想「靜」字，呼氣時默想「鬆」字，一邊默想「鬆」字，一邊有意識地放鬆身體某一部分，每次呼吸放鬆一個部位；

★ 本法從頭頂百會穴開始，分三條線放鬆：

第一條線（前面）：頭頂百會穴→頭面部→頸部→

胸部→腹部→丹田穴（意停 2 秒鐘）→雙大腿→雙小
腿→雙足背→雙中趾（意停 2 秒鐘），如圖 89；

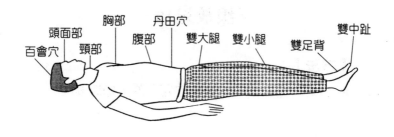

圖 89

第二條線（後面）：頭頂百會穴→枕後→頸後→背
部→腰部→命門（意停 2 秒鐘）→骶部→雙大腿後側→
雙小腿後側→雙足跟→雙湧泉（意停 2 秒鐘），如圖
90；

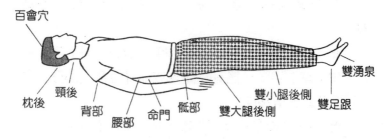

圖 90

★★★★★★★★★★

第三條線（側面）：頭頂百會穴→顳部→頸側→雙肩部→雙上臂→雙前臂→雙腕部→雙中指尖（意停 2 秒鐘），如圖 91。

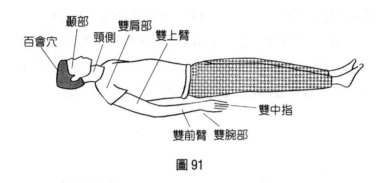

圖 91

【療效】：

據觀察，以練三線放鬆功導睡 2～3 週，會收到顯著的效果。

【提示】：

當循三線放鬆入靜有睡意時，則可以放鬆意念，停止練功。若經三線放鬆後尚無睡意，可以再做 1 遍以達催眠目的。

十二字訣

【方法】：

★　肢體活動：睡前 10～15 分鐘做四肢和軀體的柔和緩慢的上下起伏、左右扭轉、前後屈伸等簡單動作；

★　穴位按摩：主要採用手掌按摩胸腹部的中庭、中脘、丹田，如圖 92，再按摩頸部的翳風、風池穴，如圖 93，然後按摩雙腰部，搓手和擦面等各 20～30 次；

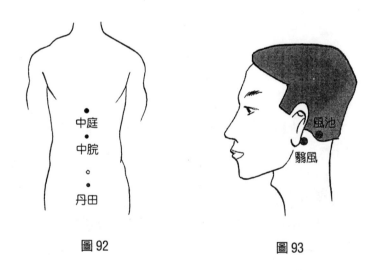

圖 92　　　　　　　　圖 93

★　呼吸入睡：在上述活動後，身體開始安靜和倦乏，此時即可上床，側身而臥（最好右側臥，老人以頭

西腳東為好），將手置於胸側，隨著均勻的呼吸，做大
拇指和食指的開閉動作（吸氣時開，呼氣時閉），即所
謂氣隨指動，如圖94。進行片刻，即可逐漸入睡。

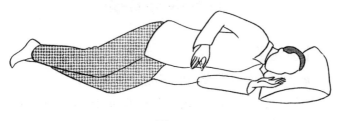

圖94

【療效】：

　　上述方法尤其適用於由神經衰弱引起的失眠症。如
入睡後，半夜睡眠中斷者，可用氣功或按摩法再次催
眠。

【提示】：

　　失眠症還應從心理因素、生物因素、起居習慣等幾
方面加以綜合防治，譬如按時作息、科學用腦以及創造
良好的生活衛生條件等。

坐骨神經痛

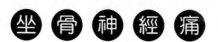

簡易恢復體操

【方法】：

★早期可做下列幾項簡單的床上運動：

屈腿仰臥位，兩膝做分開併攏練習（分開時可稍加用力），如圖95；

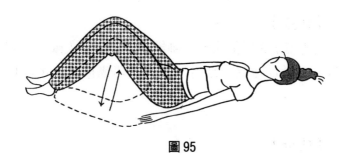

圖 95

屈腿仰臥位，兩腿輪流伸直（不離開床面），如圖96；

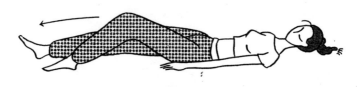

圖 96

★ ★ ★ ★ ★ ★ ★ ★ ★ ★

側臥位，患肢小腿前後擺動（髖保持微屈），如圖97；

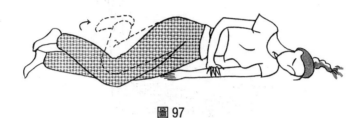

圖 97

★ 透過上列 3 項練習，待病情好轉後，可增加以下幾項坐位和立位的練習：

坐位，屈腿，兩手放在大腿上，體前屈同時兩手沿小腿下滑，如圖98；

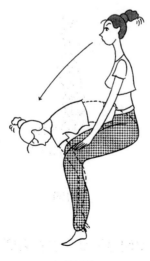

圖 98

　　直腿坐在床上，體前屈，同時兩手伸向足尖，如圖
99；

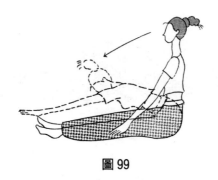

圖 99

　　扶牆或扶床架立位，患腿向前後做放鬆性擺動，如
圖 100；

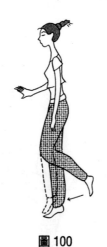

圖 100

　　叉腰立位，做側弓箭步，左右兩側交替進行，身體
重心輪流落在左腿或右腿上，如圖 101；

★ ★ ★ ★ ★ ★ ★ ★ ★ ★

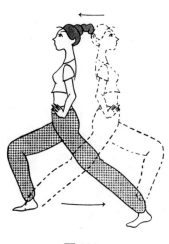

圖 101

　　叉腰立位，體前屈後仰練習，逐漸增大活動幅度，如圖 102。

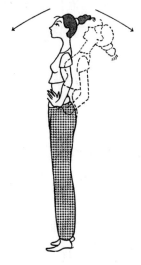

圖 102

★★★★★★★★★★★

【療效】：

如果醫療體操治療十幾天後（每天 1 次），症狀仍無改善，則應停止體療，另採用其他外科治療。

【提示】：

由腰椎間盤突出而引起的坐骨神經痛，在做醫療體操時，可參照如下要求，根據個人具體情況進行。

（1）如果椎間盤突出的程度很輕，經臥床休息以後（有時幾天，多則十幾天），脫出的組織可以自然退回到原來的位置上；症狀消失後，可以起床做簡單的伸展運動，不要做體前屈摸趾運動；如仍有輕微不適，可用熱水袋局部熱敷，或到醫院進行理療，一般很快就可以恢復。

（2）如果椎間盤突出的程度較重，除了確保要有充足的臥床休息外，還應該進行醫療體操和推拿。

（3）推拿則要由專門的醫務人員施行。

和腰導引法

【方法】：

★ 取直立位，雙足併攏，雙手上舉；

★ 用手握住上面的橫木，將身體拉直，腰部也保持正直，如圖 103；

★ 先按順時針方向旋轉腰部 10 次左右，然後按逆時針方向旋轉腰部 10 次左右；

★ 每天可練習 2～3 遍。

★★★★★★★★★★

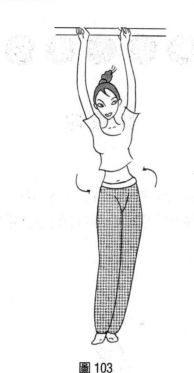

圖 103

【療效】：

要確保在充足的臥床休息的前提下，效果較好。

【提示】：

此法適於椎間盤突出症程度較重者。

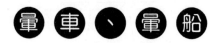

循 線 跑

【方法】：

★ 沿跑道，腳踩線環行跑，如圖 104；

★ 在動態中目光要隨跑道的變化而移動。

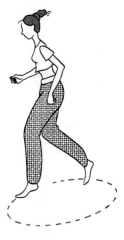

圖 104

【療效】：

提高適應環境變化的能力。

【提示】：

練習在動態中用眼的習慣。

八 卦 掌

【方法】：

★ 托掌勢：上體保持正直，雙臂側平舉，掌心朝上，屈膝，屈胯，身體稍下坐，走成圈形，如圖105。

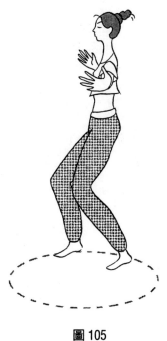

圖105

★ 搖頭勢：雙腳平行站立，較肩略寬，兩掌手指相交叉後抱於腦後，身體以腰為軸，前後左右順時針方向

★ ★ ★ ★ ★ ★ ★ ★ ★ ★

搖轉軀體，幅度越大越佳，待眩暈後，再沿逆時針方向旋轉，如圖 106。

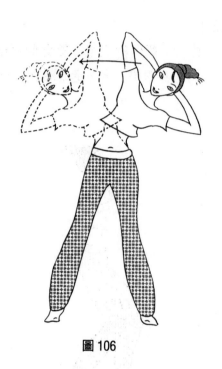

圖 106

【療效】：

練習 2～3 個月以後就能收到明顯效果。

【提示】：

保持重心。

★★★★★★★★★★

婦科疾病

痛　經

舒 經 操

【方法】：

★ 仰臥，雙手置於腹上，雙膝彎曲，做腹式呼吸10～12次，如圖107；

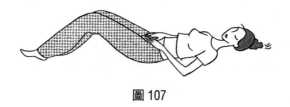

圖107

★ 仰臥，做屈膝提腿收腹練習10～12次，如圖108；

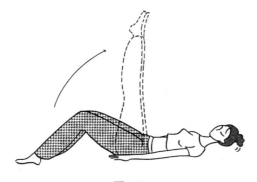

圖108

★　做仰臥起做 10～12 次，如圖 109；

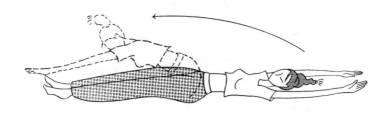

圖 109

★　雙腿上舉成直角後，交叉做「剪式」10～12次，如圖 110；

★　下蹲起立 10～12 次，如圖 111；

★　取坐姿，雙腿分開，雙手置於膝上，提肛吸氣，放鬆呼氣 10～12 次，如圖 112。

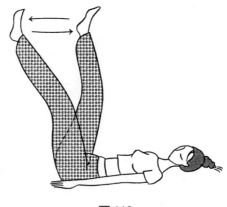

圖 110

★★★★★★★★★★

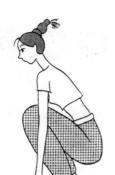

圖 111

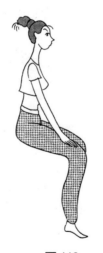

圖 112

【療效】：

促進腹腔和盆腔血液循環，減輕周身不適。

【提示】：

此操對原發性痛經效果顯著。

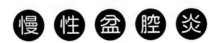

慢 性 盆 腔 炎

關元內運法

【方法】：

★ 以拇指輕按於臍下三寸處的關元穴上，輕輕揉動，如圖 113；

★ 左右各轉 300 餘下，先逆時針轉，後順時針轉。

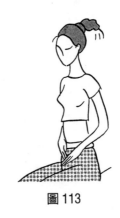

圖 113

【療效】：

似覺內臟隨同拇指運轉，且有溫熱感。

【提示】：

早晚仰臥，全身放鬆，思想集中，長久堅持練習。

★★★★★★★★★★

導引吐納法

【方法】：

★ 端坐在床邊或椅上，坐時臀部著座越少越好；

★ 雙腿叉開，兩掌按撫於小腹處，如圖 114，做深呼吸 1 次；

★ 隨深呼氣的進行，上體同時前屈，達到頭要低於雙膝，同時兩手緊按小腹，使腹壓加大，橫膈上升，將肺內餘氣盡可能呼出，如圖 115；

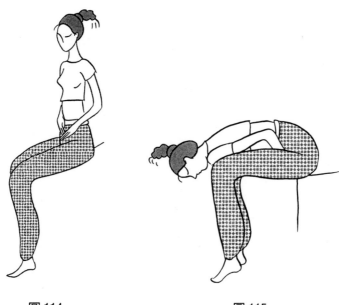

圖 114 　　　　　　　　　圖 115

　　★　然後兩手放鬆，頭要像小勺舀水樣引頸前伸，如圖 116，緩緩深吸氣；

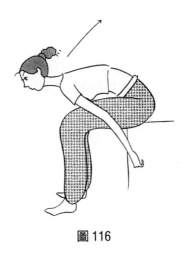

圖 116

　　★　同時慢慢將身抬起，恢復端坐時恰好將氣吸滿，如圖 117；

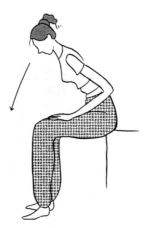

圖 117

★★★★★★★★★★

★　端坐不動深呼氣，再俯身盡量將餘氣排完，如此反覆呼吸 7～14 次；

★　站起，左右腿交替高抬若干次，如圖 118，然後深蹲 6～7 次。

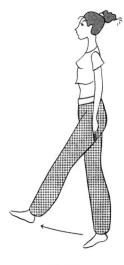

圖 118

【療效】：

能改善骨盆的血液循環，促進慢性炎症現象吸收。

【提示】：

呼吸要舒緩、綿長。

★ ★ ★ ★ ★ ★ ★ ★ ★ ★

★ ★ ★ ★ ★ ★ ★ ★ ★ ★

男性疾病

慢性前列腺炎和精囊炎

震 臀 法

【方法】：

★ 仰臥位，兩腿自然伸直，將臀部抬起後放下，如此反覆震蕩骨盆若干次，如圖119，使其淤血較快消除；

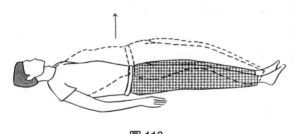

圖 119

★ 仰臥位，兩腿屈膝，使兩腳移向臀部，此時以肩、腳著床，將臀部高高抬起，同時深吸氣，提肛，如圖 120；

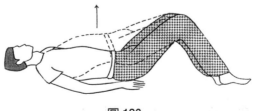

圖 120

★ 臀部放下，以加大震蕩力，同時全身放鬆，深呼氣；

★ 如此反覆振蕩 10～20 次。

【提示】：

盡量深吸氣和呼氣。

扇 形 功

【方法】：

★ 仰臥位，雙腿伸直並抬起，與床約 40°～45°角，如圖 121；

★ 兩腿交叉和外展 50～100 次。

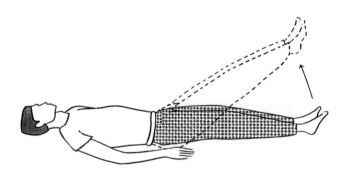

圖 121

【提示】：

每個腿的動作幅度恰像一把扇面。

遺 精

冷 水 浴

【方法】：

★ 全身冷水浴，如圖 122；

★ 或每晚臨睡前用冷水沖洗陰囊 2～3 分鐘。

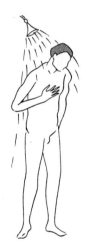

圖 122

【療效】：

有強壯性神經的作用。

【提示】：

水溫要低於體溫，小心感冒。

提 肛 練 習

【方法】：

★ 坐位，在床上收縮肛門，如忍大便狀，如圖123；

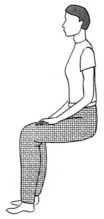

圖 123

★ 反覆進行 10～20 次；
★ 收縮時深吸氣，放鬆時呼氣。

【療效】：

由於提肛肌和射精管的平滑肌都由骶神經支配，所以鍛鍊提肛肌對加強身體射精管平滑肌的功能有作用。

【提示】：

每晚臨睡前效果好。

其他常見疾病

★★★★★★★★★★

#

浴 頭 功

【方法】：

★ 雙手掌心按住前額，稍用力向下擦至下頜，如圖124；

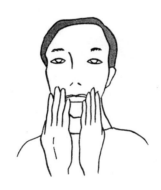

圖124

★ 再反向輕擦過頭頂，往復十幾次；

★ 用十指指肚輕揉整個頭部髮根 10～20 次，如圖125；

★ 然後用大拇指自太陽穴向頭上部捋至頭頂後，如圖126，五指併攏向下捋至頸部，重複十幾次。

★★★★★★★★★★★

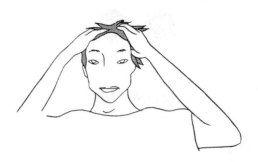

圖 125

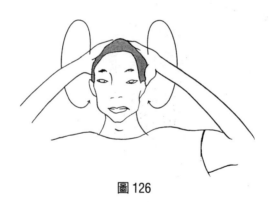

圖 126

【療效】：

改善頭部末梢血液循環。

【提示】：

常做此功可能使落髮重生。

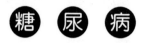

糖　尿　病

强 壯 功

【方法】：

★ 雙腳開立，與肩同寬，雙膝微屈，雙臂自然下垂，掌心向內，如圖 127；

★ 雙腳開立，雙膝微屈，手指前伸，掌心下按，如圖 128；

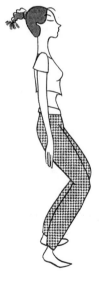

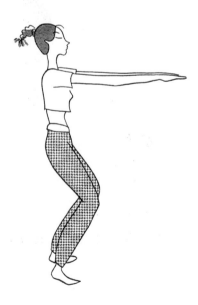

圖 127　　　　　　　　　　圖 128

★ 雙腳開立，雙膝微屈，屈肘，雙手做抱球狀，如圖 129。

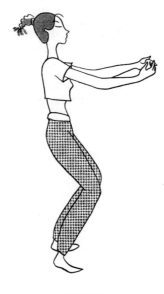

圖129

【療效】：

改善代謝。

【提示】：

糖尿病合併腎病、視網膜出血、不穩定心絞痛慎行。

大展出版社有限公司
品冠文化出版社
圖書目錄

地址：台北市北投區(石牌)　　電話：(02)28236031
　　　致遠一路二段12巷1號　　　　28236033
郵撥：01669551＜大展＞　　　　　　28233123
　　　19346241＜品冠＞　　　傳真：(02)28272069

・熱 門 新 知・品冠編號 67

・圍 棋 輕 鬆 學・品冠編號 68

・生 活 廣 場・品冠編號 61

·女醫師系列· 品冠編號 62

1.	子宮內膜症	國府田清子著	200 元
2.	子宮肌瘤	黑島淳子著	200 元
3.	上班女性的壓力症候群	池下育子著	200 元
4.	漏尿、尿失禁	中田真木著	200 元
5.	高齡生產	大鷹美子著	200 元
6.	子宮癌	上坊敏子著	200 元
7.	避孕	早乙女智子著	200 元
8.	不孕症	中村春根著	200 元
9.	生理痛與生理不順	堀口雅子著	200 元
10.	更年期	野末悅子著	200 元

·傳統民俗療法· 品冠編號 63

1.	神奇刀療法	潘文雄著	200 元
2.	神奇拍打療法	安在峰著	200 元
3.	神奇拔罐療法	安在峰著	200 元
4.	神奇艾灸療法	安在峰著	200 元
5.	神奇貼敷療法	安在峰著	200 元
6.	神奇薰洗療法	安在峰著	200 元
7.	神奇耳穴療法	安在峰著	200 元
8.	神奇指針療法	安在峰著	200 元
9.	神奇藥酒療法	安在峰著	200 元
10.	神奇藥茶療法	安在峰著	200 元
11.	神奇推拿療法	張貴荷著	200 元
12.	神奇止痛療法	漆浩著	200 元
13.	神奇天然藥食物療法	李琳編著	200 元
14.	神奇新穴療法	吳德華編著	200 元

·常見病藥膳調養叢書· 品冠編號 631

1.	脂肪肝四季飲食	蕭守貴著	200 元
2.	高血壓四季飲食	秦玖剛著	200 元
3.	慢性腎炎四季飲食	魏從強著	200 元
4.	高脂血症四季飲食	薛輝著	200 元
5.	慢性胃炎四季飲食	馬秉祥著	200 元
6.	糖尿病四季飲食	王耀獻著	200 元
7.	癌症四季飲食	李忠著	200 元
8.	痛風四季飲食	魯焰主編	200 元
9.	肝炎四季飲食	王虹等著	200 元
10.	肥胖症四季飲食	李偉等著	200 元
11.	膽囊炎、膽石症四季飲食	謝春娥著	200 元

·彩色圖解保健·品冠編號 64

1.	瘦身	主婦之友社	300 元
2.	腰痛	主婦之友社	300 元
3.	肩膀痠痛	主婦之友社	300 元
4.	腰、膝、腳的疼痛	主婦之友社	300 元
5.	壓力、精神疲勞	主婦之友社	300 元
6.	眼睛疲勞、視力減退	主婦之友社	300 元

·休閒保健叢書·品冠編號 641

| 1. | 瘦身保健按摩術 | 聞慶漢主編 | 200 元 |

·心 想 事 成·品冠編號 65

1.	魔法愛情點心	結城莫拉著	120 元
2.	可愛手工飾品	結城莫拉著	120 元
3.	可愛打扮 & 髮型	結城莫拉著	120 元
4.	撲克牌算命	結城莫拉著	120 元

·少 年 偵 探·品冠編號 66

1.	怪盜二十面相	（精）	江戶川亂步著	特價 189 元
2.	少年偵探團	（精）	江戶川亂步著	特價 189 元
3.	妖怪博士	（精）	江戶川亂步著	特價 189 元
4.	大金塊	（精）	江戶川亂步著	特價 230 元
5.	青銅魔人	（精）	江戶川亂步著	特價 230 元
6.	地底魔術王	（精）	江戶川亂步著	特價 230 元
7.	透明怪人	（精）	江戶川亂步著	特價 230 元
8.	怪人四十面相	（精）	江戶川亂步著	特價 230 元
9.	宇宙怪人	（精）	江戶川亂步著	特價 230 元
10.	恐怖的鐵塔王國	（精）	江戶川亂步著	特價 230 元
11.	灰色巨人	（精）	江戶川亂步著	特價 230 元
12.	海底魔術師	（精）	江戶川亂步著	特價 230 元
13.	黃金豹	（精）	江戶川亂步著	特價 230 元
14.	魔法博士	（精）	江戶川亂步著	特價 230 元
15.	馬戲怪人	（精）	江戶川亂步著	特價 230 元
16.	魔人銅鑼	（精）	江戶川亂步著	特價 230 元
17.	魔法人偶	（精）	江戶川亂步著	特價 230 元
18.	奇面城的秘密	（精）	江戶川亂步著	特價 230 元
19.	夜光人	（精）	江戶川亂步著	特價 230 元
20.	塔上的魔術師	（精）	江戶川亂步著	特價 230 元
21.	鐵人 Q	（精）	江戶川亂步著	特價 230 元
22.	假面恐怖王	（精）	江戶川亂步著	特價 230 元

·武 術 特 輯· 大展編號 10

·彩色圖解太極武術· 大展編號 102

1.	太極功夫扇	李德印編著	220 元
2.	武當太極劍	李德印編著	220 元
3.	楊式太極劍	李德印編著	220 元
4.	楊式太極刀	王志遠著	220 元
5.	二十四式太極拳 (楊式) ＋VCD	李德印編著	350 元
6.	三十二式太極劍 (楊式) ＋VCD	李德印編著	350 元
7.	四十二式太極劍＋VCD	李德印編著	350 元
8.	四十二式太極拳＋VCD	李德印編著	350 元
9.	16 式太極拳 18 式太極劍＋VCD	崔仲三著	350 元
10.	楊氏 28 式太極拳＋VCD	趙幼斌著	350 元
11.	楊式太極拳 40 式＋VCD	宗維潔編著	350 元
12.	陳式太極拳 56 式＋VCD	黃康輝等著	350 元
13.	吳式太極拳 45 式＋VCD	宗維潔編著	350 元
14.	精簡陳式太極拳 8 式、16 式	黃康輝編著	220 元
15.	精簡吳式太極拳 <36 式拳架・推手>	柳恩久主編	220 元
16.	夕陽美功夫扇	李德印著	220 元
17.	綜合 48 式太極拳＋VCD	竺玉明編著	350 元
18.	32 式太極拳（四段）	宗維潔演示	220 元
19.	楊氏 37 式太極拳＋VCD	趙幼斌著	350 元
20.	楊氏 51 式太極劍＋VCD	趙幼斌著	350 元

·國際武術競賽套路· 大展編號 103

1.	長拳	李巧玲執筆	220 元
2.	劍術	程慧琨執筆	220 元
3.	刀術	劉同為執筆	220 元
4.	槍術	張躍寧執筆	220 元
5.	棍術	殷玉柱執筆	220 元

·簡化太極拳· 大展編號 104

1.	陳式太極拳十三式	陳正雷編著	200 元
2.	楊式太極拳十三式	楊振鐸編著	200 元
3.	吳式太極拳十三式	李秉慈編著	200 元
4.	武式太極拳十三式	喬松茂編著	200 元
5.	孫式太極拳十三式	孫劍雲編著	200 元
6.	趙堡太極拳十三式	王海洲編著	200 元

·導引養生功· 大展編號 105

1.	疏筋壯骨功＋VCD	張廣德著	350 元

2. 導引保建功＋VCD	張廣德著	350 元
3. 頤身九段錦＋VCD	張廣德著	350 元
4. 九九還童功＋VCD	張廣德著	350 元
5. 舒心平血功＋VCD	張廣德著	350 元
6. 益氣養肺功＋VCD	張廣德著	350 元
7. 養生太極扇＋VCD	張廣德著	350 元
8. 養生太極棒＋VCD	張廣德著	350 元
9. 導引養生形體詩韻＋VCD	張廣德著	350 元
10. 四十九式經絡動功＋VCD	張廣德著	350 元

・中國當代太極拳名家名著・大展編號 106

1. 李德印太極拳規範教程	李德印著	550 元
2. 王培生吳式太極拳詮真	王培生著	500 元
3. 喬松茂武式太極拳詮真	喬松茂著	450 元
4. 孫劍雲孫式太極拳詮真	孫劍雲著	350 元
5. 王海洲趙堡太極拳詮真	王海洲著	500 元
6. 鄭琛太極拳道詮真	鄭琛著	450 元
7. 沈壽太極拳文集	沈壽著	630 元

・古代健身功法・大展編號 107

1. 練功十八法	蕭凌編著	200 元
2. 十段錦運動	劉時榮編著	180 元
3. 二十八式長壽健身操	劉時榮著	180 元
4. 三十二式太極雙扇	劉時榮著	160 元

・太極跤・大展編號 108

| 1. 太極防身術 | 郭慎著 | 300 元 |
| 2. 擒拿術 | 郭慎著 | 280 元 |

・名師出高徒・大展編號 111

1. 武術基本功與基本動作	劉玉萍編著	200 元
2. 長拳入門與精進	吳彬等著	220 元
3. 劍術刀術入門與精進	楊柏龍等著	220 元
4. 棍術、槍術入門與精進	邱丕相編著	220 元
5. 南拳入門與精進	朱瑞琪編著	220 元
6. 散手入門與精進	張山等著	220 元
7. 太極拳入門與精進	李德印編著	280 元
8. 太極推手入門與精進	田金龍編著	220 元

1.	實用自衛拳法	溫佐惠著	250 元
2.	搏擊術精選	陳清山等著	220 元
3.	秘傳防身絕技	程崑彬著	230 元
4.	振藩截拳道入門	陳琦平著	220 元
5.	實用擒拿法	韓建中著	220 元
6.	擒拿反擒拿 88 法	韓建中著	250 元
7.	武當秘門技擊術入門篇	高翔著	250 元
8.	武當秘門技擊術絕技篇	高翔著	250 元
9.	太極拳實用技擊法	武世俊著	220 元
10.	奪凶器基本技法	韓建中著	220 元
11.	峨眉拳實用技擊法	吳信良著	300 元

1.	螳螂拳	中國武術系列	300 元
2.	劈掛拳	規定套路編寫組	300 元
3.	八極拳	國家體育總局	250 元
4.	木蘭拳	國家體育總局	230 元

1.	中華古今兵械圖考	裴錫榮主編	280 元
2.	武當劍	陳湘陵編著	200 元
3.	梁派八卦掌（老八掌）	李子鳴遺著	220 元
4.	少林 72 藝與武當 36 功	裴錫榮主編	230 元
5.	三十六把擒拿	佐藤金兵衛主編	200 元
6.	武當太極拳與盤手 20 法	裴錫榮主編	220 元
7.	錦八手拳學	楊永著	280 元
8.	自然門功夫精義	陳懷信編著	500 元

1.	少林打擂秘訣	德虔、素法編著	300 元
2.	少林三大名拳 炮拳、大洪拳、六合拳	門惠豐等著	200 元
3.	少林三絕 氣功、點穴、擒拿	德虔編著	300 元
4.	少林怪兵器秘傳	素法等著	250 元
5.	少林護身暗器秘傳	素法等著	220 元
6.	少林金剛硬氣功	楊維編著	250 元
7.	少林棍法大全	德虔、素法編著	250 元
8.	少林看家拳	德虔、素法編著	250 元
9.	少林正宗七十二藝	德虔、素法編著	280 元

10. 少林瘋魔棍闡宗　　　　　　馬德著　250元
11. 少林正宗太祖拳法　　　　　　高翔著　280元
12. 少林拳技擊入門　　　　　劉世君編著　220元
13. 少林十路鎮山拳　　　　　吳景川主編　300元
14. 少林氣功秘集　　　　　　釋德虔編著　220元
15. 少林十大武藝　　　　　　吳景川主編　450元
16. 少林飛龍拳　　　　　　　　劉世君著　200元

・迷蹤拳系列・大展編號116

1. 迷蹤拳（一）+VCD　　　　李玉川編著　350元
2. 迷蹤拳（二）+VCD　　　　李玉川編著　350元
3. 迷蹤拳（三）　　　　　　李玉川編著　250元
4. 迷蹤拳（四）+VCD　　　　李玉川編著　580元
5. 迷蹤拳（五）　　　　　　李玉川編著　250元
6. 迷蹤拳（六）　　　　　　李玉川編著　300元
7. 迷蹤拳（七）　　　　　　李玉川編著　300元
8. 迷蹤拳（八）　　　　　　李玉川編著　300元

・截拳道入門・大展編號117

1. 截拳道手擊技法　　　　　舒建臣編著　230元
2. 截拳道腳踢技法　　　　　舒建臣編著　230元
3. 截拳道擒跌技法　　　　　舒建臣編著　230元

・原地太極拳系列・大展編號11

1. 原地綜合太極拳24式　　　胡啟賢創編　220元
2. 原地活步太極拳42式　　　胡啟賢創編　200元
3. 原地簡化太極拳24式　　　胡啟賢創編　200元
4. 原地太極拳12式　　　　　胡啟賢創編　200元
5. 原地青少年太極拳22式　　胡啟賢創編　220元

・道 學 文 化・大展編號12

1. 道在養生：道教長壽術　　　郝勤等著　250元
2. 龍虎丹道：道教內丹術　　　　郝勤著　300元
3. 天上人間：道教神仙譜系　　黃德海著　250元
4. 步罡踏斗：道教祭禮儀典　　張澤洪著　250元
5. 道醫窺秘：道教醫學康復術　王慶餘等著　250元
6. 勸善成仙：道教生命倫理　　　李剛著　250元
7. 洞天福地：道教宮觀勝境　　沙銘壽著　250元
8. 青詞碧簫：道教文學藝術　　楊光文等著　250元
9. 沈博絕麗：道教格言精粹　　朱耕發等著　250元

國家圖書館出版品預行編目資料

圖解常見疾病運動療法／李冬梅　曲景惠　編著
　　——初版，——臺北市，大展，2006〔民95〕
　　面；21公分，——（健康加油站；17）
　　ISBN　957-468-443-1（平裝）

1. 自然療法　2. 運動與健康
418.94　　　　　　　　　　　　　　　95000642

原名：圖解常見疾病體育療法

圖解常見疾病運動療法　　ISBN 957-468-443-1

編　　著／李冬梅　曲景惠
責任編輯／盧　　靜
發 行 人／蔡森明
出 版 者／大展出版社有限公司
社　　址／台北市北投區（石牌）致遠一路2段12巷1號
電　　話／（02）28236031・28236033・28233123
傳　　眞／（02）28272069
郵政劃撥／01669551
網　　址／www.dah-jaan.com.tw
E - mail ／ service@dah-jaan.com.tw
登 記 證／局版臺業字第2171號
承 印 者／高星印刷品行
裝　　訂／建鑫印刷裝訂有限公司
排 版 者／弘益電腦排版有限公司
授 權 者／北京人民體育出版社
初版1刷／2006年（民95年）3月

定　　價／180元

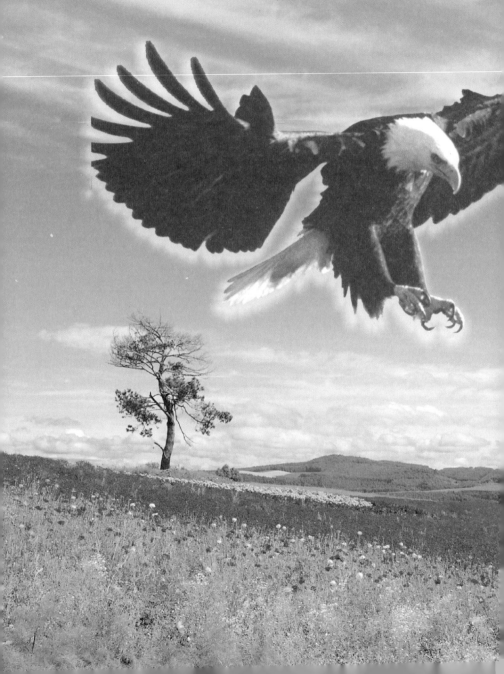

大展好書　好書大展

品嘗好書　冠群可期

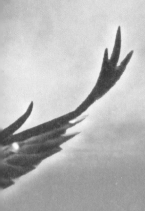

大展好書　好書大展
品嘗好書　冠群可期